COMMENT ON DÉFEND

SON

ÉPIDERME

La Lutte pour le bon fonctionnement de la Peau

PAR LE

Dr FAIVRE

PROFESSEUR ADJOINT DE CLINIQUE A L'ÉCOLE DE MÉDECINE DE POITIERS
MÉDECIN CONSULTANT AUX EAUX DE LUCHON
POUR LES MALADIES CUTANÉES
MEMBRE DE LA SOCIÉTÉ FRANÇAISE DE DERMATOLOGIE

Prix : 1 franc

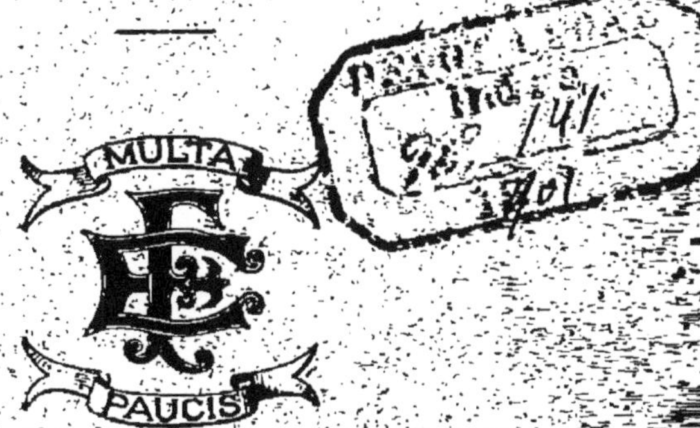

PARIS

ÉDITION MÉDICALE FRANÇAISE

29, RUE DE SEINE, 29

Tous droits réservés

COMMENT ON DÉFEND

SON ÉPIDERME

La Lutte pour le bon fonctionnement de la Peau

COMMENT ON DÉFEND

SON

ÉPIDERME

La Lutte pour le bon fonctionnement de la Peau

PAR LE

Dr FAIVRE

PROFESSEUR ADJOINT DE CLINIQUE A L'ÉCOLE DE MÉDECINE DE POITIERS
MÉDECIN CONSULTANT AUX EAUX DE LUCHON
POUR LES MALADIES CUTANÉES
MEMBRE DE LA SOCIÉTÉ FRANÇAISE DE DERMATOLOGIE

Prix: 1 franc

PARIS

L'ÉDITION MÉDICALE FRANÇAISE

29, RUE DE SEINE, 29

Tous droits réservés

COMMENT ON DÉFEND
SON ÉPIDERME

La Lutte pour le bon fonctionnement de la Peau

DES FONCTIONS DE LA PEAU

La peau, on le sait, forme ce revêtement qui s'étend sur toute la surface du corps, se moulant exactement sur toutes ses parties et se continuant sans interruption, au niveau des ouvertures naturelles, avec un tissus plus fin, d'une couleur rosée qu'on appelle la muqueuse.

Le rôle de la peau est des plus complexes. Envisagée dans son ensemble, elle est tout à la fois un organe de protection, de calorification, d'absorption, d'excrétion, de sécrétion, de respiration et un organe de sens spécial.

En effet, la peau, grâce à sa solidité, à sa grande élasticité et à sa souplesse, garantit les muscles, les nerfs, en un mot tous les organes sous-jacents contre les agents du monde extérieur.

De plus, elle sert à maintenir la chaleur intérieure du corps. Comme le sang a une température plus élevée que la température ambiante, il céderait de sa chaleur jusqu'à équilibre, si la peau ne s'opposait pas à cette déperdition exagérée par l'intermédiaire des vaisseaux sanguins superficiels, sur lesquels elle exerce une pression continue, et dont elle empêche la réplétion et la dilatation exagérée par l'impulsion du cœur.

Fait-il froid! les vaisseaux sanguins du derme se contractent, se resserrent sous l'influence du système nerveux, et la quantité de sang qui circule étant fort diminuée, le refroidissement se trouve très ralenti.

La température extérieure est-elle très élevée, ou des mouvements musculaires violents ont-ils trop activé les combustions internes! les glandes de la peau fonctionnent, produisent de la sueur, et la peau se couvre de gouttelettes liquides. Si des vêtements trop imperméables ne s'y opposent pas, la sueur s'évapore en refroidissant considérablement la peau, et, par suite, le sang qui y circule en abondance.

Comme organe de sécrétion, la peau fonctionne d'une manière spéciale par l'intermédiaire d'organes particuliers renfermés dans son épaisseur, et qu'on appelle les glandes sudoripares et les glandes sébacées.

Les *glandes sudoripares* sécrètent la sueur qui est amenée à la surface de la peau en quantité plus ou moins abondante suivant les individus et les circonstances. La sueur, nous l'avons dit, entretient la peau dans un certain état d'humidité et de moiteur; elle s'évapore doucement en donnant lieu au phénomène connu sous le nom de perspiration ou d'exhalation cutanée, lequel s'oppose à une accumulation trop considérable de calorique, mais elle est aussi un liquide chargé d'éliminer divers principes provenant de la combustion organique : de l'*urée*, des matières grasses, de l'acide carbonique et des produits volatils mals connus qui ont probablement plus d'importance qu'on ne l'a cru jusqu'ici.

Sans doute, chaque glande est fort petite, mais elles sont très nombreuses : on en compte en moyenne 120 par millimètre carré. de sorte qu'en vingt-quatre heures, la quantité de liquide expulsée par la peau s'élève en moyenne à 1.200 grammes, et parfois bien davantage. — Si l'excrétion de la sueur venait à être supprimée, le rein ne pourrait suffire à l'élimination de tous les résidus organiques; il se congestionnerait et pourrait déterminer des accidents de la plus haute gravité (1).

Les *glandes sébacées* secrètent une substance spéciale, dite matière sébacée, qui se répand sur tout l'épiderme, sous la forme d'un enduit graisseux

---

(1) Et quant à l'heureux effet des sudations au début des maladies, l'on ne pourrait comprendre comment la sueur peut enrayer diverses affections qui menaçaient le poumon, les bronches, les intestins, si l'on n'admettait pas qu'elle entraîne hors de l'organisme bien des principes nuisibles.

(D' FERNAND LAGRANGE).

rendant les poils plus lisses et la peau plus douce, diminuant ainsi la perméabilité de l'organe en le protégeant contre l'action intempestive de l'eau. Aussi, bien que la peau soit douée de la faculté d'absorption, lorsqu'on prend un bain simplement par immersion, elle absorbe une partie infinitésimale de l'eau qui l'entoure, ainsi que des principes minéralisateurs ou médicamenteux que cette eau peut tenir en dissolution. Elle absorbe plutôt les principes médicamenteux incorporés dans les substances grasses (pommades) et dans les liquides avec lesquels on exerce des frictions sur la surface cutanée dépourvue de son épiderme. Enfin elle se laisse traverser par les gaz extérieurs ; c'est ainsi qu'elle absorbe de l'oxygène de l'air ambiant. Et comme, d'un autre côté, elle laisse exhaler par ses pores innombrables, une quantité notable d'acide carbonique, on peut dire avec raison que grâce aux échanges qui s'établissent au niveau de la surface cutanée, soit de dedans en dehors, soit de dehors en dedans, il se produit à travers la peau, une véritable respiration comparable dans ses résultats à la respiration pulmonaire et concourant d'une façon effective à la purification du sang.

Comme organe de toucher, la peau acquiert sa plus haute importance. Grâce à la richesse et à la sensibilité exquise de ses nerfs, elle est le siège des impressions tactiles dont la variété est considérable : sensations de pression, de douleur, sous toutes

ses formes, de brûlure, de piqûre, de chatouille-
ment, de démangeaison, de température, etc.,
sensations qui sont perçues avec une finesse variant suivant les diverses régions du corps. C'est
cette faculté de la peau qui nous permet d'appré-
cier la nature physique des corps extérieurs, c'est-
à-dire de nous diriger dans le milieu où nous
vivons.

Voilà un rapide aperçu des fonctions de la peau.
Pense-t-on qu'un organe si utile ne mérite pas
quelques égards? Ne faut-il pas, par une hygiène
convenable, conserver à la peau toute son activité? Certes, personne n'y contredit, mais bien
des gens n'ont pas une idée juste des soins qu'elle
réclame.

DES SOINS HYGIÉNIQUES A DONNER A LA PEAU

L'hygiène de la peau comprend:

1º Les soins de propreté à donner à la surface de la peau en général. Ces soins consistent dans l'usage des lotions, des bains et des frictions;

2º Les soins particuliers à donner aux régions de la peau qui sont à découvert: au visage, aux mains;

3º Les précautions que l'on doit apporter dans l'usage de certaines parties du vêtement qui sont appliquées directement sur la peau;

4º Un régime alimentaire particulier chez les personnes dont la peau est facilement irritable.

Soins de propreté générale

Le bon fonctionnement de la peau est nécessaire à la santé et à la vie. Il fait des organismes sains, robustes. Nombre de maladies sont engendrées, au contraire, par le mauvais entretien ou la suppression des fonctions cutanées.

Il est donc nécessaire de chercher à obtenir le

fonctionnement de la peau par tous les moyens possibles. Le plus important est sans contredit une exquise propreté. Il importe absolument de débarrasser la peau de tous les produits qui s'accumulent à sa surface et qui proviennent des glandes sébacées et sudoripares, de la desquamation incessante de l'épiderme, des poussières, etc.

Des lotions

On doit faire des lotions une ou deux fois par jour, matin et soir, sur toutes les parties découvertes (mains, visage, cou), sur les pieds et dans les régions ano-génitales (plis des cuisses, etc.).

Il est inutile d'insister sur le rôle prépondérant que jouent, dans l'hygiène privée, les lotions et les bains, et cela indépendamment de toute considération d'âge, de sexe, de condition. L'action de l'eau, en effet, raffermit la peau; et, en entraînant les produits accumulés à sa surface, favorise ses facultés d'absorption et de sécrétion; elle aide ainsi à la nutrition générale de l'organisme. Chez la femme en particulier, l'action de l'eau entretient la blancheur, le poli, la souplesse et la fraîcheur de la peau, conditions indispensables de sa beauté.

Les lotions seront faites avec de l'eau froide, à moins d'indications contraires, et préférablement avec de l'eau bouillie et refroidie. Les femmes feront bien, pour raffermir les chairs, de prendre ainsi des lotions matin et soir sur les bras, les épaules, la poitrine; beaucoup d'entre elles, grâce à cette pratique, conservent longtemps la fermeté et la forme de leurs seins.

Pour les lotions quotidiennes, on peut se servir de savon, qui déterge la peau en l'assouplissant et en émulsionnant les particules graisseuses déposées à sa surface, Mais il ne faut pas faire usage de savon à base de potasse, surtout pour le visage, dont la peau est beaucoup moins résistante que celle des mains. Il faut choisir un savon convenable; le savon de Marseille, bien blanc et bien pur, est recommandé. On peut se servir du savon parfumé, si l'on veut; mais, en fait de parfums, il faut se rappeler qu'ils ne sont ajoutés que pour servir souvent à masquer l'odeur que communique aux savons une fabrication imparfaite ou trop ancienne.

Des bains

Chacun sait qu'on entend généralement sous le nom de *bains*, l'immersion plus ou moins prolongée du corps dans l'eau.

Les bains débarrassent la peau d'une façon plus parfaite que les lotions, des souillures que déposent à la surface la sueur, la poussière, les matières grasses, les lamelles épidermiques incessamment renouvelées. Ces lamelles s'imbibent au contact de l'eau, se ramollissent, se détachent ; les unes viennent flotter sous forme d'écailles, à la surface de l'eau, le plus grand nombre restent plus ou moins adhérentes à la peau, dont il faut les séparer à l'aide de frictions un peu rudes. On doit prendre un bain de propreté tous les 8 ou 15 jours, suivant la saison.

Les femmes se garderont de prendre des bains durant leurs périodes menstruelles.

Les bains peuvent être tièdes, chauds ou froids.

Bains tièdes. — Ce sont les bains à température moyenne, variant entre 25 et 33 degrés. Ils doivent être tels qu'on n'éprouve aucune sensation de froid ou de chaud. Ils ne doivent pas durer plus de 25 à 35 minutes ; leur température doit rester constante pendant toute leur durée. Ils peuvent être simples ou savonneux. Les bains de son, d'amidon, de gélatine, les bains alcalins peuvent être utiles aux personnes dont la peau est le siège d'une irritation légère, d'efflorescences, de boutons, de desquamation superficielle. Les bains sulfureux, les bains médicamenteux, ne doivent être pris que sur une indication spéciale du médecin.

Il est éminemment contraire à la propreté et à l'hygiène de se baigner dans une eau qui a déjà servi à une autre personne. Les mères qui prennent avec elles leur enfant dans la baignoire, ignorent sans doute que cette pratique peut être très nuisible à ces petits êtres, dont la peau délicate peut absorber des principes souvent défavorables, quelquefois, dangereux pour leur santé.

Lorsque le bain entier est d'un usage trop difficile ou trop dispendieux, on peut le remplacer par l'ablution générale à l'éponge. On se place dans une grande cuvette en zinc, appelée *tub*, auprès de laquelle on a disposé un broc plein d'eau tiède et une cuvette pour y tremper une grosse éponge. L'éponge bien imbibée d'eau tiède est d'abord maintenue au-dessus des épaules et exprimée rapidement de façon à faire ruisseler l'eau sur le dos, sur la poitrine; elle est ensuite imbibée à nouveau et exprimée sur tout le corps, sauf sur le visage, si celui-ci exige des soins plus délicats. En tout cas, la pièce où l'on opère sera doucement chauffée en hiver, au printemps et à l'automne.

Il ne faut jamais prendre de bain ni se livrer à aucune ablution générale immédiatement après avoir mangé. Ce serait s'exposer à un danger véritable, résultant de troubles de la digestion. On doit prendre le bain dans la matinée, autant que possible, ou au moins trois heures après un repas un peu copieux.

Dès qu'on est sorti du bain, on s'essuie bien le corps avec des linges très secs, préférablement avec des serviettes éponges, et l'on se frictionne. Dès qu'on est habillé, on fait une petite promenade pour ramener la circulation et faciliter la réaction.

Bains chauds. — Ce sont les bains dont la température varie entre 35 et 38 *degrés*. Outre qu'ils exercent une action peu favorable sur la fermeté des chairs, ils ne sauraient convenir aux personnes dont la peau est facilement irritable, pas plus qu'à celles qui sont douées d'un tempérament sanguin et prédisposées aux congestions : ces personnes se trouveront bien, au contraire, des bains tièdes ou bains tempérés.

Les bains de vapeur, les bains russes, ont leurs indications spéciales déterminées par le médecin. Ils ne sauraient être recommandés, d'une manière générale, aux personnes qui veulent entretenir la fermeté des chairs et conserver une belle peau, en raison des modifications qu'ils apportent dans la circulation et dans l'innervation des téguments.

Bains froids. — On distingue les bains d'eau froide simple et les bains de mer.

Les bains d'eau froide simple se prennent habituellement dans l'eau des fleuves et des rivières, ou bien dans des réservoirs particuliers tels que bassins, piscines, etc.

L'usage habituel et journalier du bain froid aux

époques propices, exerce la plus heureuse inꞎfluence sur la santé. La peau est tonifiée, conserve sa fraîcheur, sa souplesse et sa perméabilité, ou les recouvre lorsqu'elle les a perdues; elle devient également moins impressionnable à la chaleur et au froid. En été, le bain froid modère l'intensité de la transpiration cutanée, relève les forces musculaires et les fonctions digestives languissantes, prévient la débilitation qui suit la sécrétion trop abondante de la sueur. Les enfants et les vieillards, préparés par des applications graduelles et ménagées de l'eau froide peuvent, tout aussi bien que les jeunes gens et les adultes, bénéficier de ses excellents effets.

On ne doit pas prendre de bain froid sans avoir consulté son médecin, car il n'est pas également bien supporté par tout le monde, et peut être défavorable à certaines personnes prédisposées à des affections de la peau.

L'exercice musculaire avant le bain, en élevant la température du corps, le rend moins sensible à l'impression de l'eau froide et plus apte à réagir contre elle. Si le corps est en sueur, il ne faut pas attendre au bord de l'eau que la sueur se soit complètement évaporée; on attendra simplement que le pouls et la respiration soient devenus normaux.

Il faut toujours se jeter à l'eau d'un seul coup. De cette manière, l'impression causée est courte, en quelque sorte instantanée. Au contraire, lorsqu'on entre dans l'eau graduellement, l'impression se renouvelle à chaque partie du corps successivement immergée.

Une fois entré dans l'eau, il ne faut pas rester immobile : il faut marcher ou nager pendant toute la durée du bain. Celle-ci varie suivant la température de l'eau, l'âge, le sexe, et la force de réaction du sujet. En règle générale, elle doit être courte et ne pas dépasser quelques minutes lorsque la température de l'eau est au-dessous de 15 degrés. L'expérience démontre que l'on ne peut pas toujours prolonger impunément, au-delà de cinq, dix minutes au maximum, un bain pris à cette température. Il est, du reste, un phénomène qui indique toujours au baigneur la limite au-delà de laquelle il ne saurait prolonger son séjour dans l'eau sans inconvénient et parfois sans péril. C'est le frisson qu'il ressentira : non pas le frisson qui a suivi immédiatement son immersion dans l'eau froide, mais le frisson qui marque la fin de la réaction qui s'est effectuée dans l'eau. On fera mieux de sortir avant l'apparition de ce second frisson ; on s'essuiera un peu rudement, on s'habillera promptement, et on favorisera la réaction par une marche de quelques instants, d'un quart d'heure au moins. Si le froid menace de se prolonger, on fera bien de prendre une infusion d'eau chaude, de thé par exemple. Enfin, si ces divers moyens ne suffisent pas, on cherchera à se ré-

2

chauffer en se mettant au lit ou en se roulant dans une couverture pendant une heure ou deux ; mais ce doit être l'exception.

Il n'est pas nécessaire que le bain froid soit pris à jeun ; les personnes faibles et délicates devront même le faire précéder d'un léger repas, par exemple d'une tasse de bouillon, de lait, de café, de chocolat, de thé, etc., en se conformant aux habitudes de régime suivies antérieurement ; la réaction n'en sera que plus facile et plus complète. Après un repas ordinaire, il est toujours prudent d'attendre deux ou trois heures avant de se jeter à l'eau. Beaucoup d'accidents signalés chaque année, à l'époque des bains froids, tiennent à l'oubli de ce précepte de l'hygiène.

Pour ce qui est de l'heure à laquelle il est préférable de prendre le bain froid, on la choisira dans l'intervalle qui sépare les deux déjeuners, c'est-à-dire entre neuf et midi ; en cas d'obstacle à cette heure, on peut se baigner de trois à cinq heures de relevée, trois à quatre heures après le second déjeuner ; dans les climats chauds, il vaut mieux choisir une heure éloignée du milieu du jour, si l'on veut donner au bain plus d'activité.

Bains de mer. — Les considérations qui viennent d'être exposées à propos des bains froids sont applicables aux bains de mer, avec cette seule différence que le bain de mer expose moins aux dépressions excessives, donne plus de force à l'organisme; c'est dans la facilité et dans la promptitude plus grandes de la réaction que réside sa caractéristique hygiénique.

Les personnes atteintes ou prédisposées aux affections de la peau ne doivent pas prendre de bains de mer sans avoir l'avis du médecin.

Des Frictions

Beaucoup de personnes se figurent avoir la peau complètement nettoyée en sortant du bain. C'est là une erreur. Qu'elles se donnent la peine de frotter elles-mêmes leurs bras, leurs jambes, leur poitrine et elles se convaincront que le bain d'eau simple n'a pas enlevé entièrement les résidus déposés à la surface de la peau. Les frictions ou le massage constituent le meilleur moyen pour en débarrasser complètement l'épiderme, d'autant mieux que ramollis par le contact de l'eau, ces résidus sont plus faciles à détacher.

On désigne sous le nom de *friction*, le frottement exercé sur une partie du corps ou sur le corps tout entier, avec la main seule ou armée d'instruments variés : soit des brosses de crin, de chiendent, de flanelle, soit des gants de crin, de flanelle, soit des pièces de flanelle ou de toile plus ou moins rude. La friction est dite sèche, lorsqu'elle est pratiquée avec la main seule ou

avec les instruments seuls : elle est dite humide
lorsqu'on y associe quelque substance liquide ou
demi-liquide (eau, vinaigre, huile, graisse), pure
ou additionnée de substances médicamenteuses.

Les frictions constituent une vraie pratique
hygiénique ; elles complètent l'action du bain en
achevant de débarrasser la peau des résidus déposés à sa surface ; elles rendent moins facilement
impressionnables à l'influence de l'air froid prin-
cipalement les individus à tempérament lymphatique, à circulation languissante, et les faibles de
réaction contre les intempéries atmosphériques,
ce qui est le cas des enfants et des vieillards ;
enfin, elles stimulent l'activité de la circulation
périphérique, l'activité musculaire, l'innervation
générale, et par elles, les fonctions de digestion,
d'assimilation et de nutrition : d'où résulte pour
l'organisme une sensation de bien-être et de
force.

Des vieillards ont pu, grâce à l'emploi journalier des frictions, maintenir la vigueur de leur
constitution et le bon état de leur santé, et par-
venir à l'âge le plus avancé sans en ressentir les
infirmités habituelles.

Les enfants, dont la peau fine et délicate ne
saurait s'accommoder de frictions un peu rudes,
si utiles aux vieillards, se trouvent bien des frictions générales pratiquées avec une pièce de flanelle sèche ou imbibée d'un liquide stimulant,
tel que l'eau de Cologne, par exemple. L'usage

des frictions générales convient d'ailleurs aux adultes comme aux enfants et aux vieillards.

Beaucoup de personnes ont pris l'habitude éminemment salutaire et hygiénique de se faire pratiquer le matin, au sortir du lit, des frictions sur toutes les parties du corps avec une éponge volumineuse et un peu rude imbibée d'eau froide à la température de 12 à 15 degrés; c'est là une friction humide d'un effet tonique et excitant, que nous ne saurions trop recommander, pour notre part, comme pratique hygiénique de premier ordre et bien préférable à l'immersion dans une baignoire, parce qu'elle est suivie d'une réaction plus sûre et plus énergique.

Les frictions rudes sont interdites aux personnes dont la peau est facilement irritable, à celles qui sont sujettes à des poussées d'urticaire, par exemple : ces personnes doivent, après le bain, éviter même de s'essuyer ; elles se contenteront de sécher la surface cutanée en la tamponnant doucement avec un linge de toile fine.

Les frictions humides, utiles pour tous, auraient plus particulièrement pour effet, si elles étaient adoptées et généralisées, d'exercer la plus heureuse influence au point de vue de l'hygiène de certaines professions. En nettoyant la peau, en la débarrassant de la poussière, des corps étrangers qui se déposent à sa surface, s'y incrustent et entravent ses fonctions, elles deviendraient un moyen prophylactique puissant, destiné à préserver les ouvriers des accidents que produit le maniement des substances toxiques ou irritantes.

Le *massage* est une variété de friction. Il consiste dans une manipulation particulière des différentes régions du corps, manipulation variant d'intensité et de force depuis le simple tapotement exercé avec la paume des mains jusqu'au pétrissage plus ou moins prolongé.

Des soins hygiéniques à donner aux peaux grasses et aux peaux sèches

Peaux grasses. — Il est des personnes dont la peau est le siège d'une sécrétion huileuse, graissant le papier. Cette sécrétion ne s'observe pas ordinairement sur toute la surface du corps ; elle se remarque surtout au cuir chevelu, au visage et en particulier sur le nez et les joues, à la région antérieure de la poitrine. Elle se montre le plus fréquemment chez les jeunes gens, chez les adultes et même les vieillards qui sont doués d'un tempérament lymphatique ou surtout arthritique.

Les soins hygiéniques propres à combattre cette sécrétion huileuse relèvent de l'état général et de l'état local.

L'hygiène générale comprend :

Le séjour à la campagne ;

L'exercice régulier au grand air ;

Une alimentation sobre, saine, dont on proscrira les graisses en trop grande quantité, les aliments irritants ou avariés (poissons de mer, conserves de toute sorte, fromages fermentés, etc.).

On devra :

Surveiller les digestions, de façon à éviter les gonflements d'estomac, les palpitations, les bouffées de chaleur à la face, la constipation ;

Éviter le froid aux extrémités que l'on combattra par des frictions quotidiennes sur les membres inférieurs, avec une flanelle sèche ou imbibée d'alcool camphré et d'alcoolat de lavande.

Éviter tout contact irritant des agents atmosphériques ou autres (chaleur solaire, poussière, etc.) ;

Supprimer le port de la flanelle appliquée directement sur la peau ;

Éviter le travail prolongé à la lumière et au gaz en particulier ;

Enfin, éviter les veilles, les excès de toutes sortes.

Hygiène locale. — On devra :

1° Prendre des bains alcalins ou sulfureux, des bains de Pennès ;

2° Pratiquer des lotions, soit avec une eau alcaline naturelle ou artificielle, soit avec de l'eau chaude et du savon noir ;

3° Après les lavages, appliquer pour la nuit

une poudre absorbante, additionnée suivant les indications du médecin.

Peaux sèches. — Certaines personnes ont une peau sèche, rugueuse au toucher, et sur laquelle les moindres frottements font apparaître de petits squames furfuracés, blanchâtres.

Elles devront :

1º Prendre des bains prolongés (de une heure de durée environ) avec de l'eau savonneuse ou alcaline, ou des bains d'amidon ou de gélatine ;

2º En sortant du bain, se frictionner avec de la glycérine pure ou additionnée d'eau de rose, ou avec du glycérolé d'amidon.

Des soins de propreté particuliers au visage

Il est préférable pour les lotions du visage, de se servir de l'eau bouillie et refroidie et de ne pas faire usage d'une eau dure qui ne dissout pas le savon. L'eau froide doit être préférée à l'eau chaude, car, si l'eau chaude décrasse mieux, en dissolvant plus facilement les corps gras et les produits de sécrétion cutanée, la première a l'avantage de tonifier, d'endurcir contre les variations atmosphériques les parties de la peau habituellement exposées à l'air, et, par suite, de ne pas provoquer de gerçures. Quelques médecins conseillent de se laver le visage à l'eau froide pendant l'hiver et à l'eau chaude pendant l'été, de façon à rétablir l'équilibre avec la température extérieure.

Sans doute, il faut se laver le visage aussi souvent qu'il est nécessaire, mais, en règle générale, il faut éviter, autant que posslble, de se débarbouiller à grande eau, de plonger la tête dans la cuvette, par exemple, de faire des lotions trop longues ou plusieurs fois répétées dans le même jour, et d'user de savon pour chaque lavage.

L'usage trop fréquent du savon ne fait, en effet, qu'irriter la peau et développer les gerçures, les rides, les dartres farineuses. Quand on voudra faire de temps à autre un lavage au savon, on se servira, ainsi que nous l'avons déjà indiqué, de savon pur de Marseille ; on remplacera les savonnages par des onctions avec de la vaseline, quand la peau ne peut supporter l'action du savon. Il est nécessaire, après les lavages au savon, de faire sur le visage une seconde lotion à l'eau pure, et d'essuyer ensuite jusqu'à ce que la peau soit tout à fait sèche, l'humidité exerçant sur celle-ci une action défavorable.

On ne doit pas se frotter vigoureusement le visage quand on se lave ; on doit se laver doucement à l'aide d'une serviette de toile fine trempée dans l'eau et s'essuyer de même. De rudes frictions, avec un linge dur, pourraient avoir pour effet d'irriter et d'épaissir la peau.

Il est recommandé de ne pas soumettre le visage à l'action de l'air immédiatement après l'avoir lavé, sinon certaines peaux délicates s'exposeraient à être gercées. On attendra donc un quart d'heure avant de se mettre à la fenêtre. Pour la même raison, il ne faut pas, dès qu'on s'est lavé, approcher le visage du feu, surtout pendant l'hiver.

On évitera, en règle générale, de se servir habituellement pour les lotions du visage d'une eau additionnée d'essence alcoolique qui sèche la peau, la durcit, et par conséquent, nuit à ses fonctions.

Il est, pour la peau du visage, un mode de nettoyage qui réussit à un certain nombre de femmes. Au lieu de se laver avec de l'eau seule, elles nettoient préalablement leur visage avec un peu de bon cold-cream étendu sur un coin de serviette. En réalité, il n'est pas de nettoyage plus complet que celui-là. Il est facile de s'en assurer en passant d'abord sur la figure un linge mouillé, lequel ne s'en trouvera point sali, tandis qu'immédiatement après un nettoyage au cold-cream, on aperçoit sur le linge des traînées d'un gris plus ou moins accusé.

En l'absence de cold-cream, on peut se servir, pour obtenir un résultat semblable, d'eau de Cologne pure que l'on verse sur un coin de serviette. Mais il ne faut pas user habituellement de ce mode de nettoyage.

Du hâle. — Le hâle est caractérisé par une coloration brune que prennent la face, le cou, la poitrine, les mains, en un mot toutes les parties du corps qui sont exposées à l'action prolongée du grand air et en particulier de l'air de la mer, de l'air vif et froid, du vent, du soleil. Le hâle disparaît le plus souvent quand on se soustrait pendant un certain temps à ces diverses influences.

Les femmes dont la peau est délicate et qui se trouvent exposées à ces influences, feront bien de ne pas sortir sans porter des chapeaux à larges bords, une voilette, une ombrelle, des gants, et de n'affronter le grand air qu'après s'être bien séché le visage et l'avoir légèrement poudré. Si elles veulent rendre sa blancheur à leur peau, elles pourront essayer des lotions pratiquées le soir, soit avec une infusion (à froid) de concombres frais (découpée en tranches) dans du lait, soit avec du lait de beurre, soit avec du lait virginal, ou du lait d'amandes amères, ou de l'eau de fraises.

Des taches de rousseur. — Le visage est souvent le siège de taches de rousseur. Ces taches, plus ou moins nombreuses, occupent généralement le front, les joues, le nez, les paupières ; elles peuvent envahir le visage tout entier, le cou, la poitrine, les avant-bras, le dos des mains. Elles surviennent chez les individus jeunes, dans l'adolescence et jusqu'à l'âge de 25 à 30 ans même, plus fréquemment chez les jeunes femmes, à peau délicate, fine, blanche, et surtout chez les rousses, les lymphatiques.

Ces taches de rousseur ne peuvent disparaître qu'en détruisant la pellicule épidermique qui les recouvre. Il faut donc irriter d'abord la peau à l'aide de solutions et d'emplâtres qui, on le conçoit facilement, ne peuvent être employés que d'après les indications et sous la surveillance du médecin spécialiste.

Des dartres farineuses. — On observe assez souvent sur le visage, des taches farineuses, dites dartres volantes, caractérisées par la présence de petites squames blanchâtres d'une grande finesse. Elles sont fréquentes chez les enfants, les jeunes gens, les jeunes femmes, au printemps et à l'automne. Elles reconnaissent souvent pour cause, les lavages trop fréquents avec du savon, surtout avec du mauvais savon.

Il est recommandé aux personnes atteintes de ces efflorescences de la peau, de ne pas s'exposer le visage trop fréquemment au vent, au froid, au soleil ardent, à tout contact irritant de quelque nature qu'il soit, de ne se servir pour la toilette du visage que d'eau bouillie avec des têtes de camomille et des fleurs de sureau, ou d'eau de Vichy tiède, ou de solutions au benjoin et au borate de soude; de n'employer comme savons que le savon au borate de soude, ou d'autres savons médicinaux.

Des tannes. — On observe fréquemment sur le visage, de petits points noirs connus sous le nom de tannes. Ils siègent le plus souvent sur le nez, les joues, le front. Ce sont de petites élevures constituées par une matière blanchâtre, dite sébacée, et dont le sommet a été noirci par les poussières atmosphériques. Elles se développent ordinairement sous l'influence de troubles digestifs ; elles sont plus fréquentes chez les jeunes sujets lymphatiques, au moment de la puberté.

Pour les faire disparaître, on n'a qu'à les presser entre les ongles des deux pouces ; on provoque ainsi l'expulsion de la matière sébacée qui sort comme passée à la filière, en se contournant sur elle-même et en offrant l'aspect d'un petit ver blanc à tête foncée.

Les personnes qui ont des tannes doivent se laver le visage matin et soir avec de l'eau chaude additionnée d'un peu d'eau de Cologne ou d'alcool camphré ; elles se savonneront tous les soirs avec un savon médicamenteux.

De l'acné. De la couperose. — Le visage peut encore être le siège de petits boutons rouges, dits boutons d'acné, si fréquents dans la jeunesse. On devra prendre les mêmes soins hygiéniques que pour les tannes.

Souvent ces boutons d'acné sont accompagnés de rougeur congestive du nez, des joues; ils s'observent fréquemment, à l'âge mûr, chez les arthritiques, chez les personnes qui font bonne chère, qui abusent de l'alcool. Ces taches constituent le début de la couperose; on sait que le nez des buveurs de vin est d'un rouge vif, celui des buveurs de bière violet, celui des buveurs d'alcool noir, volumineux et sombre. La rougeur congestive s'exaspère durant les digestions, à la suite d'écarts de régime, de dîners en ville, d'ingestion de vin pur, de café, de liqueurs, etc.

Les personnes atteintes d'une couperose au début, doivent d'abord s'astreindre à la sobriété. Elles devront veiller au bon fonctionnement des voies digestives, éviter la constipation, le froid aux pieds, le travail assidu, la tête penchée, les cols ou les corsets trop serrés, les appartements surchauffés, la proximité du feu, de l'éclairage au gaz, le froid vif et par suite les climats froids, le vent violent et par suite le séjour au bord de la mer, recherchant plutôt, pendant l'été, l'air calme des montagne. Elles devront se laver, matin et soir, avec de l'eau aussi chaude que possible, avec de l'eau sulfureuse de préférence.

Des poils du visage chez les femmes. — Beaucoup de femmes réclament assez fréquemment les soins du médecin pour un développement de poils qui se produit à la face, à la lèvre supérieure et au menton. Quelques-unes se contentent de flamber avec une lampe les poils qui deviennent trop longs. D'autres les épilent avec une pince à épiler; d'autres enfin les coupent ras avec des ciseaux; celles-ci les rasent, et parfois presque tous les jours; celles-là enfin, confiantes dans les annonces de la quatrième page des journaux, se servent de pâtes épilatoires.

Aucun de ces moyens n'empêche les poils de repousser. Ceux qu'on épile repoussent au contraire plus épais. Quant aux pâtes épilatoires proprement dites, ce sont des compositions caustiques qui, étendues à la surface de la peau, attaquent la substance même du poil, la détruisent et déterminent par conséquent la chute de la partie visible du poil; elles ont le grand inconvénient d'irriter la peau, de l'abîmer parfois, de laisser la racine du poil intacte, de telle sorte qu'on est constamment obligé de recommencer l'opération.

Les jeunes femmes chez lesquelles il n'y a qu'un léger duvet peu apparent qui commence à grossir, ou des poils blonds peu visibles, feront bien de ne rien tenter pour s'en débarrasser; elles se contenteront de se frictionner tous les soirs les parties velues avec des poudres sèches (poudre d'amidon, de sous-nitrate de bismuth, additionnées ou non par le médecin. Si elles sont brunes, elles blondiront leur duvet avec une teinture inoffensive, l'eau oxygénée, par exemple.

Si les poils prennent un trop grand développement, et qu'on veuille à tout prix s'en débarrasser, il ne restera qu'un seul moyen à employer. Celui-ci consiste à détruire le bulbe pileux directement par un courant électrique en introduisant une aiguille en platine jusqu'à la racine même du poil. Cette méthode, qui est de beaucoup la plus sûre, constitue un traitement radical, il est vrai, mais assez douloureux, long, fort long (car on ne peut détruire plus de soixante à quatre-vingts poils par séance de vingt-cinq à trente minutes de durée), et par suite assez coûteux (Dr Brocq).

L'épilation pourrait avoir des inconvénients pour les poils qui, chez certaines personnes, naissent assez nombreux et deviennent assez longs dans l'intérieur des narines. Il est préférable de se borner à les couper de temps en temps.

Du teint. — Un joli teint se fait remarquer par le poli, la pureté, l'éclat vermeil, la finesse satinée, le velouté, la transparente blancheur de la peau.

Des causes multiples sont susceptibles d'altérer le teint; nous exposerons les plus communes d'entre elles.

Les personnes qui voudront conserver un teint frais, rose, pas trop haut en couleur et qui voudront retarder autant que possible l'apparition des rides, devront, si possible :

1° Éviter de s'exposer trop fréquemment au vent violent, au vent de la mer en particulier, qui hâle fort rapidement les parties découvertes, au froid vif, qui fait pâlir ou bleuir certains visages, au soleil trop ardent, aux variations brusques de température qui déterminent des phénomènes de congestion du côté de la face, aux poussières irritantes de toute nature, à l'action d'un foyer ardent trop rapproché ;

2° Éviter de porter des vêtements trop lourds, trop étroits, en particulier des cols, des cravates, des corsets trop serrés, qui font refluer le sang au visage et qui empêchent les digestions de se faire ;

3° Éviter le froid aux pieds, que l'on combattra par des frictions quotidiennes sur les extrémités et même sur tout le corps avec de la flanelle sèche ou imbibée d'eau de Cologne, d'alcoolat de lavande ou d'alcool camphré ;

4° Éviter la trop bonne chère, les excès de table ; s'astreindre à un régime sobre, à une alimentation régulière, saine, peu animalisée ;

5° Surveiller les digestions et tâcher d'obtenir qu'elles se fassent sans déterminer des gonflements d'estomac, des palpitations, des bouffées de chaleur à la face, éviter la constipation, entretenir la liberté du ventre par des laxatifs ;

6° Éviter de veiller d'une façon habituelle, de passer des nuits trop fréquentes dans les salles de bals et de théâtres, dont l'atmosphère est viciée et surchauffée, de se fatiguer outre mesure, soit par des lectures ou des travaux prolongés, surtout à la lumière, au gaz en particulier, soit par un surmenage physique, soit par des excès de plaisirs ; .

8° Éviter les émotions fortes réitérées, celles que procurent les jeux d'argent en particulier, la tension d'esprit prolongée, les rires trop fréquents qui, de même que les pleurs, déterminent l'apparition de rides précoces ;

9° Éviter l'excès de sommeil ; se livrer à un exercice quotidien, régulier, modéré, en plein air, surtout après les repas ;

10° Éviter surtout les fards.

Des Fards

La plupart du temps, si le teint laisse à désirer, on s'imagine que la couleur et la texture de la peau peuvent être corrigées par l'emploi de certains fards, grâce auxquels on espère pouvoir faire disparaître les rides et ramener la fraîcheur et le coloris à ses joues. C'est là une illusion ; car le teint, quel qu'il soit, dépend toujours de l'état de santé, de la constitution, du tempérament. On conçoit donc qu'il faut faire appel à l'hygiène plutôt qu'aux cosmétiques pour atténuer les défauts de la carnation.

De toutes les poudres dont on se sert aujourd'hui, il ne faut retenir que la poudre faite exclusivement avec l'amidon de blé, la seule qui jouisse de propriétés adoucissantes et absorbantes. L'usage des autres poudres, dites poudres de riz, veloutines, etc., doit être proscrit, parce que, la plupart du temps, ces poudres sont composées en partie avec de la craie, du bismuth, de l'albâtre, de l'oxyde de zinc, du carbonate de magnésie, etc. Leur emploi fréquent irrite la peau, fait disparaître la fraîcheur de la carnation, et prédispose à l'apparition de rides précoces. La poudre d'iris elle-même, seule ou mélangée à la poudre d'amidon, est funeste, et peut, en outre, comme toutes les autres poudres parfumées, occasionner des maux de tête chez certaines personnes.

La poudre d'amidon de blé adhère suffisamment à la peau, surtout si on la mélange avec un peu de talc pulvérisé en poudre impalpable. On devra l'employer pour calmer les légères irritations et les efflorescences de la peau, pour protéger le teint contre les variations de température, l'action du froid, du vent, de l'atmosphère viciée et surchauffée des salles de bals et de théâtres.

Il faut surtout se garder de faire usage de fards. Tous les fards rouges ont une action fâcheuse sur la peau ; les fards blancs sont dangereux ; ils renferment, en effet, des principes nuisibles, tels que le plomb, l'arsenic, le mercure. Bien peu de fards sont inoffensifs : tels sont les fards fabriqués avec du carmin, de la cochenille, de l'indigo, du noir de fumée. Mais comme on ne connaît pas, la plupart du temps, l'origine et le genre exact de fabrication de ces fards vendus dans le commerce, il est plus prudent de s'en abstenir. Du reste, l'usage habituel des fards est contraire à l'hygiène, parce que ces préparations gênent les fonctions de la peau dont elles obstruent les pores : l'épiderme finit alors par se dessécher et par se parcheminer.

On doit prendre la précaution de ne jamais laisser traîner les houppes dont on se sert pour poudrer le visage, afin de ne pas les exposer à être salies par toute espèce de poussières ; elles doivent être enfermées dans une boîte de faïence ou de porcelaine, dès qu'on s'en est servi.

Des Paupières

Rien n'accuse plus la vieillesse que les paupières éraillées, flétries. On doit, si l'on veut entretenir l'harmonie de la beauté entre les diverses parties du visage, soigner les paupières comme on soigne la peau du reste de la face.

Il faut éviter les lectures le soir, les veilles trop prolongées, les insomnies et les larmes trop fréquentes, qui gonflent et rougissent les paupières, de telle sorte que la peau, revenue à l'état normal, s'en trouve ridée et fanée. Pour la même raison, si on a l'habitude de se frotter les yeux au réveil, il faut absolument la perdre.

Le matin, on lavera doucement ou plutôt on bassinera les yeux avec de l'eau tiède. Pour conserver les cils, il faut ménager et soigner les paupières. Si celles-ci sont enflammées, on les lavera avec une infusion très chaude de camomille.

En résumé, il faut savoir que l'hygiène seule peut souvent suffire, chez les personnes bien portantes, à ramener la fraîcheur et l'éclat du teint. Par exemple, telle personne présente une face colorée, congestionnée, parce qu'elle fait trop bonne chère, parce qu'elle ne fait pas suffisamment d'exercice : si elle refrène son appétit, si elle choisit des mets moins succulents, une nourriture moins excitante, si elle surmène un peu son corps par des exercices quotidiens, elle verra son teint s'améliorer rapidement. Telle autre a le teint pâle, parce qu'elle a une nourriture insuffisante ou débilitante, parce qu'elle passe son existence à la maison ou à l'atelier, parce qu'elle se livre à un travail exagéré : si elle suit un régime alimentaire reconstituant, si elle se surmène moins, si elle fait chaque jour un exercice régulier au grand air, elle verra son teint reprendre sa couleur rosée.

Mais l'hygiène seule sera insuffisante à ramener un joli teint chez les personnes malades, chez celles dont le teint est altéré par l'anémie, par la chlorose, par une maladie chronique, une maladie de foie, etc. On devra alors recourir aux soins du médecin.

Des soins hygiéniques à donner aux mains

Comme le visage, les mains exigent aussi des soins particuliers ;

On évitera :

De les mouiller trop fréquemment, bien qu'on doive les laver aussi souvent qu'il est nécessaire ; de les laisser séjourner dans l'eau ; de se servir d'une eau trop froide, qui les rend plus susceptibles de se crevasser, ni d'une eau trop chaude ; d'user du savon pour chaque lavage, et surtout d'un savon à base de potasse ;

De les exposer aux brusques transitions de température, de les exposer au froid trop vif ou de les approcher du feu dès qu'elles viennent d'être lavées ;

On devra :

Les laver avec de l'eau tiède, chaque fois qu'il sera possible, avec de l'eau de son ou une claire bouillie de gruau, si l'eau qu'on emploie dissout mal le savon ;

Se servir uniquement du savon blanc de Marseille ;

Les plonger dans une eau pure, tiède, à la

même température que la première dont on s'est servi, dès qu'elles viennent d'être savonnées ;

Les essuyer immédiatement après chaque lavage pour bien les sécher ;

Les laver plutôt lorsqu'on rentre que lorsqu'on sort.

Il est encore d'autres soins à donner à la main pour lui conserver ou lui rendre, quand elle les a perdus, le satiné, la finesse des tissus et sa blancheur.

Si les mains sont brunies par le hâle, on les lavera avec de l'eau additionnée d'un peu de borax ou d'ammoniaque, ou bien on se servira de jus de citron, après avoir préalablement mouillé les mains ;

Si elles sont un peu rugueuses, on les lavera en se servant de la pâte d'amandes.

Certaines peaux se gercent au moindre contact d'un air un peu froid, d'autres se rident avant l'âge : ce sont généralement les peaux sèches, c'est-à-dire celles dont les glandes sébacées n'ont pas suffisamment d'activité ; on enduira les mains, le soir, avec de la glycérine additionnée d'un peu d'eau, ou avec du glycérolé d'amidon, et on couchera avec des gants, surtout si on est sujet aux engelures.

Nombre de femmes, qui veulent avoir de jolies mains, mettent des gants, même pour se rendre dans leur jardin ; d'autres portent des gants, même dans leur intérieur, pour vaquer aux occupations habituelles, pour s'approcher du feu, en hiver. Cette précaution, outre qu'elle préserve les mains contre les influences atmosphériques et les contacts irritants, permet encore de conserver au toucher sa plus grande finesse.

Des soins hygiéniques que nécessitent les transpirations exagérées

La quantité normale de sueur exhalée par le corps humain peut s'exagérer sur toute la surface de la peau, ou sur certains points tel que le cuir chevelu, le front, la paume des mains, la plante des pieds, les aisselles, les plis des aines : cette sueur exagérée exhale souvent une odeur désagréable et parfois insupportable. Elle s'observe plus fréquemment chez les obèses, les dyspeptiques, chez les sujets nerveux et arthritiques. Chez les arthritiques, il se produit une sueur exagérée du crâne et du front qui entraîne la calvitie.

Nombre de femmes garnissent leurs vêtements de caoutchouc au niveau des aisselles et l'odeur qu'elles exhalent, surtout quand elles sont rousses, est bien connue.

Chez certains sujets, la paume des mains est constamment humide ; quand on l'essuie, on voit immédiatement sourdre la sueur. Cette infirmité rend certaines professions manuelles fort difficiles sinon impossibles. Il en est de même pour la plante des pieds ; et comme celle-ci est soumise à la pression de tout le poids du corps et à un enveloppement presque constant par les bas et les chaussures, les inconvénients s'exagèrent beaucoup : l'épiderme peut se ramollir, les pieds deviennent sensibles, la marche parfois impossible, et l'odeur qui s'exhale est d'une fétidité caractéristique.

Quand la sécrétion exagérée de la sueur est généralisée, on doit :

1º Faire matin et soir des frictions générales avec un gant de crin ou un linge de flanelle ;

2º Faire suivre ces frictions de nouvelles frictions avec de l'alcool camphré, ou avec de l'eau de Cologne ;

3º Après cette double friction, saupoudrer les parties susceptibles d'être recouvertes, avec de la poudre de talc ;

4º Faire de l'hydrothérapie, prendre des douches froides longtemps continuées.

Quand la sueur exagérée se manifeste aux aisselles, aux aînes, on doit :

1º Élargir les emmanchures des vêtements, supprimer les sous-bras en caoutchouc ou en gutta-percha ;

2º Laver matin et soir avec de l'eau chaude et du savon au benjoin, ou avec une décoction d'écorce de chêne ;

3°. Sécher et saupoudrer ensuite avec la poudre de talc.

Quand ce sont les mains et les pieds qui sont le siège d'une transpiration exagérée, on doit, d'après le docteur Brocq :

1° Prendre des bains locaux fréquents, avec de l'eau saturée de sel de cuisine, ou avec une décoction de feuilles de noyer. Ces bains doivent être de courte durée : il ne faut pas baigner les pieds, par exemple, c'est-à-dire les laisser séjourner dans l'eau dix ou quinze minutes, surtout dans de l'eau chaude ; cette pratique aurait le fâcheux effet de ramollir l'épiderme ;

2° Faire suivre ces bains locaux d'un savonnage avec le savon phéniqué ;

3° Faire en outre, matin et soir, des lavages avec une solution de borax ;

4° Essuyer et saupoudrer avec la poudre indiquée ci-dessus ; pendant la nuit, porter des gants et des chaussettes de fil très minces, dans le but de la maintenir en contact avec les parties malades ; continuer, longtemps après la guérison, l'application de cette poudre, comme mesure prophylactique et, si elle ne suffit pas, consulter un médecin ;

5° Éviter, en temps ordinaire, de porter des gants fourrés, des gants et des chaussettes de laine, des chaussures lourdes ou vernies.

Un préjugé contre lequel il est nécessaire de

s'élever, est celui en vertu duquel on redoute, en prenant des bains de pieds froids, de supprimer la sueur fétide des pieds, et de répercuter sur un point quelconque de l'organisme, le principe de cette sécrétion à laquelle l'économie est habituée depuis longtemps. Or, comme ce principe est le plus ordinairement la malpropreté, sa disparition ne nous paraît devoir être suivie d'aucune suite fâcheuse, si répercussion il y a, sur l'organisme. Lorsque la fétidité de la sueur tient à un vice de cette sécrétion, nous ne voyons pas davantage ce que le bain de pieds quotidien pourrait avoir de mauvais pour l'organisme, lors même qu'il réussirait à corriger ce vice de sécrétion et à ramener la fonction de la peau à des conditions plus tolérables pour les personnes atteintes de cette dégoûtante infirmité et pour celles qui les entourent. On devra donc essayer activement, dans la majorité des cas, de restreindre tout au moins ces sueurs qui affaiblissent ou incommodent. Malheureusement, il n'est pas toujours facile de réussir, même avec les conseils d'un spécialiste.

CAUSES GÉNÉRALES DES MALADIES DE LA PEAU

L'individu qui n'a pas hérité de ses parents d'un tempérament qui prédispose aux maladies de la peau, peut l'acquérir lui-même, par suite d'une mauvaise hygiène, d'un régime alimentaire défectueux, de défaut d'exercice, d'excès de toutes sortes, de séjour dans les villes, etc.

Enfin, il est des individus qui, en dehors des prédispositions héréditaires ou acquises, présentent une susceptibilité absolument personnelle de la peau et qui fait que leur organisme est apte à développer telle ou telle éruption sous l'influence de causes diverses, lesquelles, chez d'autres personnes, restent inoffensives ou déterminent d'autres effets. Chez ces individus, il suffit d'un coup, d'un grattage fréquemment répété, de l'application d'un emplâtre ou d'une pommade quelconque, pour voir se manifester une maladie de la peau.

Qu'on ne s'attende point à ce que nous énumérions ici les causes nombreuses qui peuvent altérer la peau. Ce serait sortir des limites assignées à cet opuscule. Nous nous bornerons à rappeler l'action des causes envisagées à un point de vue général.

Les influences qui peuvent déterminer une maladie de la peau chez les sujets prédisposés, peuvent être d'origine externe ou d'origine interne. Mais, il faut l'avouer, la majeure partie des affections de la peau doit être considérée comme le symptôme et le reflet d'un état général constitutionnel ou d'une lésion viscérale. C'est ce qui explique pourquoi certaines maladies de la peau sont si tenaces, si difficiles à guérir, pourquoi elles récidivent si facilement chez les individus doués d'un tempérament arthritique, ou scrofuleux, ou lymphatique.

Parmi les influences d'origine externe, nous citerons :

Les agents atmosphériques : le vent, la poussière, qui agissent défavorablement sur certaines peaux ; le froid, qui prédispose aux engelures ; l'action du soleil, qui provoque des congestions de la peau, des érythèmes (chez les cultivateurs, les soldats, les touristes, etc.) ; l'action de la chaleur intense à laquelle certains individus sont soumis par profession (cuisiniers, boulangers, forgerons), et qui peut provoquer des eczémas, des érythèmes.

L'action de certaines substances irritantes en contact avec la peau chez les individus qui y sont soumis par profession (teinturiers, blanchisseuses, droguistes, chimistes, tanneurs, mégissiers, peintres, maçons, etc.);

Les pressions exercées sur la peau par les corsets, les jarretières, les bretelles, les ceintures, les bandages herniaires, etc., et qui peuvent provoquer des poussées d'urticaire, d'eczéma, des altérations pigmentaires de la peau, etc.; aussi les personnes sujettes à ces poussées doivent-elles porter des vêtements larges;

Les frottements par certains vêtements appliqués directement sur la peau : chemises de toile trop rude, cols trop rigides (chez les militaires), gilets de flanelles, tricots de laine, etc., qui peuvent provoquer et entretenir l'eczéma séborrhéique, des poussées d'urticaire, de prurigo, d'intertrigo, chez les sujets prédisposés. En raison de la facilité avec laquelle la flanelle s'imprègne de la sueur et autres produits cutanés, on devra veiller à l'extrême propreté des vêtements de flanelle, si l'on veut éviter les érytèmes et les éruptions variées auxquelles ils donnent lieu. Certaines personnes ne peuvent supporter, en contact avec la peau, que des linges en toile fine.

Les vêtements teints, par exemple, avec les couleurs d'aniline, avec la rosaniline extraite de la fuschine, avec la coraline, qui sont des teintures obtenues en traitant ces produits par le nitrate de mercure et l'acide arsénieux, peuvent déterminer des éruptions et des symptômes généraux souvent fort désagréables. Il n'est pas jusqu'aux jolis bas des dames, les bas de laine rouge notamment, teints avec de la rosaniline, qui ne soient susceptibles de produire des érythèmes et une inflammation intense de la peau.

Il faut citer encore:

L'application de certains emplâtres ou certaines substances médicamenteuses;

Le développement de certains parasites, de certains champignons, apportés par contagion sur la peau et sur le cuir chevelu, et qui déterminent les teignes, le sycosis, la pelade, le favus;

Le manque de soins hygiéniques et de propreté, la saleté, la misère, la déchéance physique, qui favorisent le développement des poux de tête, des poux de corps, du sarcopte de la gale, lesquels produisent des lésions cutanées diverses.

Parmi les influences d'origine interne, nous citerons :

Les tempéraments arthritiques, scrofuleux, lymphatiques, herpétiques, qui prédisposent aux lésions cutanées les plus diverses ;

Les maladies générales, telles que le diabète, le rhumatisme, la syphilis, etc. ;

La débilitation produite par des excès, par une longue maladie, par des fatigues de toutes sortes qui prédisposent à l'ecthyma, au purpura, etc. ;

L'irritabilité exagérée du système nerveux, les passions violentes, la colère, la peur, les soucis, les chagrins, qui peuvent déterminer de la roséole, de l'urticaire, du psoriasis, du purpura, etc.;

Les maladies du foie, de l'estomac, qui sont souvent accompagnées d'acné, d'urticaire, de prurit, d'érythèmes;

Les maladies du cœur, qui, par la gêne qu'elles

apportent à la circulation, peuvent produire du purpura, des érythèmes ;

Les maladies des organes génito-urinaires, qui peuvent produire de l'acné, de l'urticaire, de l'eczéma, etc.;

L'ingestion de certains aliments qui peuvent provoquer chez les sujets prédisposés, des poussées d'acné, d'urticaire, de psoriasis, d'eczéma, de prurigo :

L'ingestion de certains médicaments qui peuvent déterminer des phénomènes irritatifs du côté de la peau.

En dehors de ces diverses influences d'origine externe et d'origine interne, il en est d'autres qui dérivent de l'âge, du sexe, des races, du genre de vie, des saisons, des climats.

Ainsi :

L'enfant, dont la peau est très vasculaire et très délicate, est plus particulièrement prédisposé à l'eczéma aigu, à l'impétigo, aux engelures ;

L'adulte, à l'acné, à la séborrhée ;

Les personnes d'un âge mûr, à la couperose :

Le vieillard, dont la peau a perdu de sa souplesse et de sa vitalité, à l'eczéma chronique, au lichen, au prurigo sénile ;

Les blonds et les roux dont la peau est plus fine, sont prédisposés aux irritations diverses de la peau.

La femme, au moment des époques mensuelles, est prédisposée à divers éruptions cutanées, notamment à l'érysipèle, à une augmentation de la sécrétion pigmentaire de la peau, aux taches de rousseur, au masque de la grossesse, quand elle est enceinte.

Les femmes qui habitent les villes, qui mènent une vie sédentaire, ont la peau plus sensible que celle des filles des champs, habituées aux rudes travaux en plein air et en toutes saisons.

De l'hygiène alimentaire à observer pour se défendre de certaines maladies de la peau.

Cette question de l'hygiène alimentaire et des affections de la peau est très délicate. Il est des aliments qui agissent sur la peau d'une façon immédiate, d'autres qui n'agissent qu'à la longue. Ceux qui ont une action immédiate se bornent à déterminer des poussées d'érythèmes, d'urticaire, le plus souvent passagères. Ceux qui ont une action à longue portée, déterminent, chez les sujets prédisposés, par exemple, des poussées d'eczéma, de même qu'un mauvais régime alimentaire longtemps prolongé peut avoir pour résultat, à un moment donné, le développement d'un accès de goutte chez un sujet prédisposé à la goutte.

Parmi les aliments susceptibles d'avoir une action immédiate nuisible et de déterminer le plus souvent, des éruptions (d'érythème, d'urticaire, etc.) accompagnées de sensation de prurit, de démangeaisons, tous les dermatologistes signalent les suivants : les poissons de mer tels que les dorades, les carangues, les sardines, les harengs, les maquereaux, les saumons, les anguilles, les poissons avariés : les coquilles de mer, les huîtres et surtout les moules ; les crustacés, tels que les crevettes, les langoustes, les homards, les crabes, les écrevisses ; la charcuterie, les viandes fumées et salées ; les concombres, les truffes, le cresson, les choux, les choux-fleurs, la choucroute, les asperges, le céleri, le sarrasin, le maïs ; certains fruits acides tels que les fraises, les framboises, les groseilles, les cerises acides,; les fruits huileux, les noix, les amandes ; le café et le thé, qui peuvent augmenter un prurit existant ; les liqueurs, les alcools, parfois les boissons glacées.

Parmi les aliments paraissant avoir une action à longue portée, on a encore signalé : 1º ceux dont les arthritiques doivent s'abstenir ; les aliments trop épicés et trop salés ; les condiments chargés d'essences âcres, telles que : poivre, cannelle, ail, oignons, gingembre ; les truffes, les champignons, les viandes noires ; l'oseille, les tomates ; le café, les liqueurs et toutes les boissons alcoolisées ; le vin pur, le cidre, le champagne, les vins blancs mousseux, les eaux gazeuses ; 2º ceux qui surexcitent le système nerveux des sujets prédisposés aux maladies de peau qui sont sous la dépendance du système nerveux : le café, le café au lait, le thé, les alcools; 3º ceux qui peuvent provoquer l'apparition de certaines éruptions, telles que l'acné, la couperose : les fromages salés et fermentés, les viandes et les poissons de conserve, les gibiers et viandes faisandées.

Est-ce à dire qu'il faille proscrire tous les aliments que nous venons d'énumérer chez tous les sujets prédisposés aux poussées d'urticaire, d'eczéma, de psoriasis, d'acné, etc. Evidemment non. Il ne doit y avoir rien d'exclusif dans l'hygiène alimentaire des malades atteints de ces diverses affections. Il existe, à l'égard des aliments, des susceptibilités individuelles. Il est, en effet, des personnes pour lesquelles une ou quelques-unes seulement de ces substances alimentaires sont nuisibles. Le bon fonctionnement des voies digestives fait tolérer chez les unes certaines substances que d'autres ne peuvent supporter, s'ils digèrent plus ou moins difficilement, s'ils mangent trop rapidement, etc. Les divers modes d'assaisonner certaines substances jouent également un rôle important dans la façon dont ils sont tolérés : certaines personnes ne supportent pas la graisse, d'autres le beurre, surtout lorsqu'il est rance, d'autres l'huile.

Quelques-unes sont incommodées par les sauces épicées, d'autres par les viandes peu cuites, etc. Tel supportera les poissons de mer, lorsqu'il les consommera sur place, au bord de la mer, dès qu'ils auront été pêchés, tandis que tel autre les supportera moins bien lorsqu'il auront subi un transport (Dr Brocq). Tel qui habite la campagne, qui fait de l'exercice au grand air, supportera plus facilement une nourriture fort substantielle, des boissons excitantes, telles que le café, le vin, les liqueurs, parce que ses dépenses organiques sont plus fortes; tel autre qui habite la ville, qui mène une vie sédentaire, les tolérera moins facilement. Le malade intelligent, qui s'étudie, qui s'observe, sait très bien en général, quels sont les aliments qui lui sont nuisibles; il pourra, avec plus de certitude que le médecin, choisir ceux qui lui conviennent, de façon à ne pas proscrire de son alimentation une foule d'aliments qui lui sont agréables.

Parmi les aliments conseillés dans les maladies de la peau caractérisées par des éruptions d'urticaire, d'eczéma, de psoriasis, d'acné, etc., par des sensations de picotements, de cuisson, de démangeaison, il convient de signaler les suivants : les viandes noires grillées en quantité modérée; les viandes blanches: veau, poulet, lapin (dindon excepté); les légumes verts cuits: artichauts, épinards, haricots verts, laitue, escarole; les cardons, salsifis; toutes les pâtes alimentaires, les farineux en quantité modérée; le lait, les œufs, les fromages très frais; les escargots; le vin blanc léger étendu d'eau, la petite bière, le bouillon dégraissé; les oranges, les fruits mûrs et de préférence les abricots, pêches, poires, pruneaux, les fruits cuits en compote.

Par exemple, le régime alimentaire que le malade pourra difficilement régler de lui-même, c'est celui que nécessite son affection de la peau lorsque celle-ci sera sous la dépendance d'une maladie générale, telle que le diabète, la goutte, l'ulbuminerie, etc. Force lui sera alors de recourir au médecin qui le soigne habituellement, après avoir vu le spécialiste plus apte à traiter les manifestations cutanées ; l'un et l'autre pourront le diriger, suivant les indications, vers telle ou telle station d'eaux minérales : alcalines pour les arthritiques congestifs (Vichy, par exemple), arsenicales pour les herpétiques (La Bourboule), sulfureuses pour les lymphatico-scrofuleux (Luchon).

Fin

TABLE DES MATIÈRES